TRAITÉ

DE LA CAUSE

DE LA PETITE VÉROLE,

SUIVI

DU MOYEN DE L'ANÉANTIR, CONFIRMÉ PAR L'EXPÉRIENCE SUR LES QUADRUPÈDES.

PAR M. CHARTREY DE MENETREUX,

PHYSICIEN-NATURALISTE, PENSIONNAIRE DE L'ÉTAT.

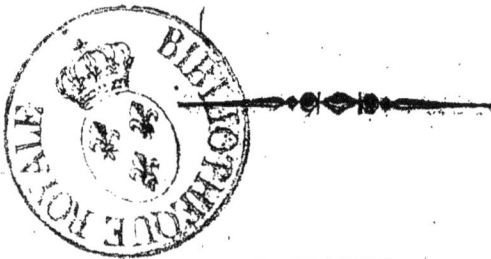

A PARIS,

CHEZ
DELAFOREST, Libraire, rue des Filles-Saint-Thomas, nº. 7;
BÉCHET, rue de l'École de Médecine;
PONTHIEU, Palais-Royal, Galerie de bois;
ANTHᵉ. BOUCHER, Imprimeur-Libraire, rue des Bons-Enfans, nº. 34.

1825.

TRAITÉ

DE LA CAUSE

DE LA PETITE VÉROLE,

SUIVI

DU MOYEN DE L'ANÉANTIR, CONFIRMÉ PAR L'EXPÉ-
RIENCE SUR LES QUADRUPÈDES.

———————

L'EXPÉRIENCE est en toute chose le type de la vérité. Ainsi chacun sera à portée de pratiquer, sur telle espèce qu'il lui plaira, le préservatif dont il s'agit, suivant le mode qui va être indiqué, pour se convaincre qu'il n'est point le fruit d'une vaine imagination, mais celui d'une longue méditation des causes naturelles. Cette proposition, qui réfute d'avance les raisonnemens captieux qu'on tenterait d'opposer aux vérités et aux faits authentiques sur lesquels reposent

la théorie et la pratique de ce moyen d'affran-
chir l'espèce humaine du fléau de la petite vérole, ne peut manquer de déterminer les chefs
de haras et les nourrisseurs de bétail à l'exercer
sur leurs élèves.

Ainsi, dès que la notoriété publique proclamera que la vaccine, l'épizootie, sont disparues
des étables, et le farcin des écuries, on n'hésitera plus à reconnaître l'exactitude des principes
qui vont être développés.

Néanmoins il convient, avant tout, de prou-
ver que l'humeur variolique ne peut être un vice
de famille, comme on l'a cru ou laissé croire
jusqu'à présent, et qu'elle n'est, au contraire, que
l'effet d'un accident très facile à éviter, dès que
la cause en sera reconnue.

A cette fin il suffira de citer un fait assez notoire, savoir, que tout individu qui a subi la
crise de la petite vérole n'est plus désormais ac-
cessible à sa malignité contagieuse, par la raison
toute simple que le germe en est absolument
éteint chez lui. En vain objecterait-on qu'il est
des individus chez lesquels la petite vérole se
manifeste plus d'une fois, vu que ces exceptions
infiniment rares, et qui, sans contredit, ne
proviennent que du mauvais traitement de la
maladie, ne peuvent infirmer en rien la règle
générale. Il serait donc contre le bon sens de

supposer que les parens pussent transmettre à leurs enfans un vice dont le germe n'existait plus chez eux avant leur union; et comme il est de fait que la petite vérole est commune à tous les enfans, sans exception de ceux issus de parens en qui le germe de la maladie n'existait plus, on est forcé de convenir que, bien loin d'être un vice de famille, cette maladie ne peut être que l'effet d'un accident dont la cause a été méconnue jusqu'à ce jour, parce qu'on n'a pas encore jugé à propos de s'occuper des moyens de la découvrir.

On verra bientôt que cette découverte était des plus faciles, si l'on eût d'abord fixé l'attention sur le changement subit du mode d'existence du nouveau-né, dès qu'il a aspiré l'air, dont la première impression lui fait toujours pousser des cris aigus. Assurément la seule inspection de ce nouvel état de choses aurait déterminé l'homme suffisamment versé dans la physiologie, à en conclure que tout ce qui avait pourvu jusque-là à l'accroissement de l'enfant dans le sein de la mère, était tombé dans le néant le plus absolu, et ne devait plus avoir aucun rapport avec ce qui devait désormais concourir à l'entretien de sa nouvelle existence; conséquemment, que tout le sang qui se trouve alors dans les organes de la transfusion mater-

nelle, ainsi que celui diffus dans les vénules du
placenta, après que cette enveloppe s'est déta-
chée de la matrice de même que le fruit tombe
de la branche à sa maturité, est frappé de mort
comme le sang qui vient d'être extrait par une
saignée ordinaire; et que, par-là, ce sang est
devenu tout-à-fait nuisible à la nouvelle existence de l'enfant, parce qu'il n'est plus qu'un
foyer de putridité dont le méphytisme ne peut
que s'aggraver au plus haut degré par l'impression de l'air dont il est incessamment frappé à
travers les tuniques du cordon, à l'instar de celui qui circulait par les tubes de verre qu'adap-
taient aux victimes de la transfusion les in-
venteurs de ce système insensé, bien qu'il y eût
une grande différence entre l'état primitif du
sang de ces victimes, comparativement à celui
du placenta, qui se trouve entièrement privé
de vie au moment de la naissance. Ce rapproche-
ment suffira néanmoins pour faire apprécier l'effet de l'impression de l'air sur le cordon, qui
est bien plus susceptible de cette impression que
les tubes de verre de la transfusion. Ces réflexions
devaient nécessairement amener la conviction de
l'urgente nécessité de la prompte et complète
éjection de ce sang méphytique au moment de
la naissance; et pour s'assurer que cette éjection
ne peut provoquer l'effusion du sang de l'inté-

rieur, comme on persiste encore à le craindre,
sans autre motif que la présomption, il conve-
nait de procéder sur un quadrupède à l'examen
de la configuration des vaisseaux supérieurs à
ceux des premiers organes de la transfusion du
sang maternel, et on aurait bientôt reconnu
qu'après que le sang a subi les sécrétions nécessaires à l'accroissement du fœtus, desquelles résulte l'excrétion dite *meconium*, il ne peut plus
retourner en arrière, vu que la configuration
des organes supérieurs à ceux qui tiennent au
placenta, y oppose un obstacle invincible ; par-
là on se serait convaincu qu'il ne peut s'é-
chapper par le fragment du cordon adhérent
au nombril que le très petit volume du sang
utérin qui n'a pu encore être identifié à celui de
l'intérieur. Ce fait est incontestable, en ce qu'il
est constaté par l'expérience toujours pratiquée
avec plein succès sur toutes les espèces de quadrupèdes. Alors, sans doute, on aurait cessé
d'assimiler le nouveau-né à un entonnoir inert,
susceptible de perdre tout son sang par le nombril, et on n'aurait plus hésité de provoquer l'é-
jection de ce ferment putride, bien loin de le re-
tenir par une violente ligature, sans considérer
que sa longue stagnation dans la partie du cordon privée de toute action par sa séparation
d'avec on moteur, oppose un puissant obstacle

à la contraction du nœud ombilical, qui, autrement, doit bientôt s'effectuer par le seul acte de l'aspiration de l'enfant.

Assurément, tout homme impartial conviendra que ces observations sur le véritable état des choses au moment de la naissance, étaient plus que suffisantes à constater que la ligature est la véritable cause occasionnelle de l'humeur variolique, parce qu'elle est une infraction manifeste à l'ordre immuable de la nature, qui prescrit impérativement tout le contraire.

Au surplus, cette opinion sur les funestes conséquences de la ligature en question, n'est point tout-à-fait neuve ; elle a été émise depuis long-temps par des hommes qui avaient fait preuve de lumières ; mais on n'a eu jusqu'à présent aucun égard à leur opinion, et encore moins aux démonstrations dont ils l'ont appuyée, parce que, malheureusement au grand dommage de l'humanité, aucun d'eux ne s'est avisé d'en constater l'exactitude par des expériences publiques sur toutes les espèces de quadrupèdes, comme celles qu'on citera bientôt.

Ainsi le préjugé du vice de famille tombe de lui-même, dès qu'il est absolument démenti par le fait dont on prétendrait l'appuyer désormais, c'est-à-dire la crainte purement imaginaire de l'effusion de tout le sang, à défaut de la ligature.

C'est cependant à cette cause qu'on impute encore aujourd'hui l'introduction de la petite vérole chez les peuples du Nouveau-Monde, sur le motif qu'ils nous auraient communiqué en échange la syphilis (le mal vénérien), bien qu'il ne puisse y avoir aucun rapport entre les deux maladies, puisque la syphilis peut se renouveler autant de fois qu'il y a union des deux sexes, et qu'au contraire, la contagion variolique ne peut plus atteindre ceux chez lesquels la maladie s'est antérieurement développée; et que, par la même raison, elle pouvait encore moins atteindre des peuples en qui le germe n'en pouvait exister, parce qu'il est de fait qu'avant leurs relations avec nous, la ligature leur était inconnue comme elle l'est encore chez les peuples sauvages qui ne sont pas en rapport aussi direct avec nous. Il est donc de toute évidence que l'introduction de la ligature par les accoucheurs européens dans ces contrées, est la véritable cause de la petite vérole dont elles sont affligées depuis leurs relations avec les nations européennes. On ne voit pas qu'il soit possible de rien opposer à cette solution.

Peut-être dira-t-on que si l'on n'eût pas reconnu la nécessité de cette ligature, on n'en

aurait pas adopté et maintenu la pratique jusqu'à présent. Une telle assertion tomberait
d'elle-même, parce qu'elle ne peut être appuyée de la moindre preuve du danger de
la suppression de cette ligature, comme le
prouve l'exemple des quadrupèdes. Il serait
donc plus loyal de convenir que cette vicieuse
pratique ne s'est maintenue que sur la simple
présomption de l'effusion du sang par le fragment du cordon ; on voit par-là qu'il aurait
fallu, pour qu'on y renonçât dès le principe,
que les premières ligatures eussent donné la
mort aussi promptement que les premières
épreuves de la transfusion du sang, tant il est
vrai qu'on ne juge communément les choses que
sur la première apparence.

On conviendra néanmoins, que pour se convaincre du danger de la ligature, il aurait suffi
de réfléchir au résultat de toute violente solution de continuité, puisqu'il est reconnu que
toute solution de cette espèce ne manque jamais
de devenir le foyer d'une matière purulente, qui
s'accroît en raison du volume de sang retenu par
la compression de la partie offensée.

Enfin, si l'on objectait qu'il est notoire que
certains individus, dont la carrière s'est prolongée au-delà du terme ordinaire, n'ont point
été atteints de la petite vérole, bien que la

ligature eût dû être pratiquée sur eux à leur naissance, on se croit bien fondé à répondre que de telles exceptions ne peuvent avoir pour cause que l'oubli de la ligature, ou sa prompte solution, qui n'a été aperçue qu'après la complète éjection du sang du placenta : assurément la seule réplique à cette réponse, serait d'administrer la preuve que tous les enfans de la même famille ont été de même affranchis de la petite vérole, ce que tout le monde jugera sans doute être impossible. Pour conclusion, il n'y a rien à opposer aux faits qui vont être rapportés.

En effet, si l'on s'arrêtait de même à la seule écorce des choses, pour ce qui concerne la pratique du préservatif en question sur les animaux, on en conclurait que la ligature n'étant point pratiquée sur eux, ils n'en sont pas moins frappés de la maladie commune à leur espèce, et qu'il n'y a rien à ajouter à ce qui est, et a toujours été l'ouvrage de la seule nature.

Il est vrai que les vaches, par exemple, sont sujettes à une maladie qu'on nomme la *vaccine*, et qu'on présume avoir du rapport avec l'humeur variolique : cette maladie se manifeste communément dans le cours de la première année de ces animaux, et son éruption se porte principalement aux têtes supérieures qui ne donnent point de lait. Néanmoins cette maladie n'étant, comme celle commune aux autres espèces, que l'effet des accidens qu'on va faire connaître, il sera également facile d'en détruire la cause.

Et on ne voit pas pourquoi l'industrie de l'homme ne pourrait pas s'étendre jusqu'à l'amélioration des animaux, dès qu'elle s'exerce si utilement sur la terre pour l'amélioration des végétaux, notamment sur les arbres pour leur faire produire d'excellens fruits, par l'ingénieuse invention de la greffe, qui est, aux yeux de celui qui réfléchit sur les œuvres de la nature aidée de l'art, une espèce de merveille, puisqu'une petite particule de l'arbre perfectionné par une très longue culture, convertit si promptement en sa nature tout le corps du sauvageon dans lequel elle est introduite par la main du jardinier.

On pourra donc aussi perfectionner les quadrupèdes, si l'on veut faire attention à ce qui se passe à leur mise-bas, pour corriger ce qu'il y a d'irrégulier dans le travail de la nature, s'il est abandonné, comme il l'a toujours été jusqu'à présent, aux chances du hasard, de même qu'une femme, si l'on veut admettre la comparaison, qui serait privée de tout secours

humain dans le travail de l'enfantement ; et à
ce sujet, on doit faire observer ici que, suivant les
relations des voyageurs, les femmes sauvages ne
manquent pas des soins nécessaires, comme on
pourrait le présumer, puisque, sans attendre l'expulsion du placenta, qui, chez ces femmes, s'effectue toujours spontanément comme celle de l'enfant, le père se hâte d'opérer, sans ligature préalable, la scission du cordon à l'aide d'une petite
pince faite d'un bois très serré; il n'y a donc pas lieu
de s'étonner que la petite vérole soit inconnue
dans ces contrées.

Quant à la mise-bas des quadrupèdes de
grande espèce, tels que veaux, poulains, etc.,
bien que leur séparation d'avec le placenta s'effectue d'elle-même par leur propre poids, il
résulte néanmoins de cette violente rupture,
qui est toujours irrégulière comme plus ou
moins tardive, que les parcelles de la rupture
se rapprochant d'elles-mêmes, constituent toujours une espèce de ligature accidentelle qui
fait obstacle à l'éjection d'un certain volume du
sang du délivre, dont la stagnation dans le
fragment du cordon, jusqu'à ce qu'il soit absorbé par l'animal, devient nécessairement le
germe de la maladie commune à l'espèce. En
outre, pendant le petit laps de temps depuis
la mise-bas jusqu'à la rupture violente du cor-

don, l'animal absorbe encore une certaine partie du sang du délivre, qui doit aggraver la cause de la maladie.

Il sera très facile de prévenir ces accidens, si l'on saisit le moment de la sortie de l'animal pour opérer aussitôt la scission du cordon d'un coup de ciseau, à deux pouces au plus du ventre de l'animal, afin de provoquer la prompte et complète éjection du sang du délivre. On pourra s'assurer que le volume de ce sang n'excède pas deux à trois onces, si l'on approche un vase du ventre de l'animal lors de la scission du cordon.

Pour preuve de l'infaillibilité de ce procédé, on indique ici le sieur Leblond, nourrisseur, à Mont-Rouge, près Paris, n°. 63, qui, depuis plus de deux ans, l'exerce avec plein succès à la mise-bas de ses veaux, et qui en a profité pour accélérer celle d'un veau qui, s'étant présenté par la partie postérieure du corps, de même qu'un enfant qui se présente par les pieds, serait resté long-temps dans cette position où il était retenu par le cordon, si ce nourrisseur n'eût pris le parti d'en opérer promptement la scission, et il eut la satisfaction de voir s'effectuer aussitôt la mise-bas de l'animal, qui fut ensuite élevé aussi bien que tout autre.

On voit, par cet exemple, que c'est à tort que

certains accoucheurs avancent qu'il serait dangereux de couper le cordon avant, que l'enfant eût aspiré l'air; cette présomption est purement imaginaire, puisqu'encore une fois la scission du cordon sans ligature ne peut provoquer que l'éjection du sang utérin qui n'a pu encore dépasser le premier degré, ou, si l'on veut, la première voie de la transfusion maternelle. Il n'y a donc point le moindre danger à opérer cette scission, avant comme après la complète extraction de l'enfant.

A l'égard des veaux ou poulains, on peut aussi, après la scission du cordon, tenir l'animal par les pieds de devant pour faciliter la complète éjection du sang du délivre, sans que pour cela la partie postérieure du corps soit élevée de terre.

Quant aux quadrupèdes carnivores, bien que ce qui se passe à leur mise-bas soit différent de ce qui arrive à celle des frugivores, puisque les mères de ces derniers ne dévorent pas le délivre comme celles des carnivores, cette différence ne doit rien changer au préservatif, qui ne peut pas plus varier que l'ordre naturel qui est et sera toujours le même dans les familles du même genre.

Ainsi, on devra de même observer la sortie

de l'animal, et, sans attendre l'expulsion de l'enveloppe, couper le cordon à un pouce et demi
environ du ventre de l'animal; puis on le tiendra
dans la main pour ne le rendre à la mère qu'après
l'éjection complète par le fragment du cordon,
afin d'éviter la rétention du sang qui résulte toujours du morcellement de ce fragment par la
mère.

Pour se convaincre de la nécessité de ces pré-
cautions, il suffit de considérer que, pendant
que la mère dévore l'enveloppe et une partie du
cordon, le petit animal absorbe toujours une certaine quantité du sang méphytique, dont une
bonne partie se trouve ensuite retenue par l'espèce de ligature qu'effectue toujours le rappro-
chement des membranes lacérées par la mère.
Jusqu'à présent l'expérience a prouvé que l'animal qui avait été soigné comme on vient de l'ex-
pliquer, est devenu non-seulement bien supé-
rieur à ceux de la même portée qu'on n'avait pas
soignés de même, mais aussi qu'il a été préservé
de la maladie de son espèce.

Ces expériences, qui sont à la portée de tout
le monde, sont le véritable remède de la peur
de l'effusion du sang du nouveau-né par le fragment du cordon à défaut de ligature; elles sont
également la preuve matérielle de l'erreur de
ceux qui prétendent que la ligature s'étant par-

fois dérangée, la mort de l'enfant s'en serait suivie, si elle n'eût été promptement rétablie. En effet, si cet accident suit de près la ligature, il est tout simplement la preuve de l'effort de la nature pour vaincre l'obstacle opposé à l'éjection si nécessaire du sang vicieux, comme on l'a suffisamment fait connaître; si, au contraire, la solution de la ligature arrive quelques heures après la naissance, en supposant que l'éjection dans ce cas fût un peu plus abondante, elle prouverait tout au plus que la stagnation du sang utérin dans le fragment du cordon, a pu causer une légère atonie aux vaisseaux de l'intérieur, qui néanmoins ne peut causer l'effusion d'un volume de sang plus abondant que celui qui doit résulter de la scission du cordon aussitôt la naissance, vu qu'il n'y a point d'exemple de mort en pareil cas, bien que la ligature se soit souvent détruite pendant le sommeil de la garde ou de la nourrice, et qu'après l'éjection, le nœud ombilical se contracte très promptement par l'effet tout naturel de l'aspiration de l'enfant. On voit par-là que le prétendu danger de mort n'est que l'effet de la peur causée par l'effusion du sang; mais dans ce dernier cas, la petite vérole est inévitable, par suite de la stagnation du sang du placenta pendant la durée de la ligature.

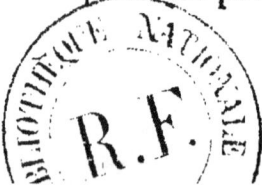

On peut donc maintenant regarder comme certain qu'aussitôt que l'expérience sur les animaux aura constaté que la ligature est une infraction manifeste à l'ordre naturel, qui n'est jamais violé impunément, on sera bien étonné que cette erreur se soit perpétuée si long-temps chez les nations civilisées, tandis qu'elle a été de tout temps inconnue aux peuples sauvages, dont la vie, si l'on en croit les relations des voyageurs, s'étend communément au-delà du siècle, probablement parce qu'ils ne sont point sujets aux accidens si multipliés qui précèdent et suivent le développement du germe variolique, dont la malignité, si elle ne cause la mort, ne laisse pas d'influer d'une manière sensible sur le cours de la vie.

Enfin à l'appui de ce qui précède, on pourrait citer ici quelques personnes qui, après s'être convaincues par des épreuves sur les animaux, n'ont plus hésité à faire supprimer la ligature à la naissance de leur enfant, et qui ont tout lieu de s'en féliciter; mais comme les partisans de la ligature ne manqueraient pas de les accuser de commérage, on se bornera pour le présent à la citation des deux exemples suivans, qui sont de nature à convaincre les plus incrédules.

Le premier est celui de la naissance d'une

de mes nièces, qui est maintenant dans sa trente-huitième année, sans avoir encore été atteinte d'aucune maladie, et dont l'enfance et l'adolescence ont été exemptes des accidens si communs à ces époques de la vie. Il est aussi remarquable que cette personne, la demoiselle Rose Boutibonne, est d'une complexion et d'une stature bien supérieures à celles de ses frères et sœurs; ce qui porterait à présumer que cette particularité est une conséquence de la suppression de la ligature qui a été pratiquée sur elle; et de fait, les expériences sur les animaux ont présenté un semblable résultat.

Les faits, à la naissance de ma nièce, s'étant passés sous mes yeux, je puis en rendre compte en pleine connaissance de cause.

Je me trouvais près de ma sœur lorsqu'elle éprouva les premières douleurs de l'enfantement.

L'enfant s'étant présenté par les pieds, l'accouchement fut pénible, bien que cette position soit classée parmi les accouchemens naturels.

A sa naissance, l'enfant se trouvait dans une faiblesse extrême par suite des efforts pour l'arracher du col de l'utérus, et du laps de temps nécessaire à dégager la tête, qui autrement resterait au sein de la mère.

L'accoucheur, homme très exercé, avait or-

donné un petit bain chaud de parties égales
d'eau et de vin, et ayant pris l'enfant d'une
main sous les aisselles, la tête haute, il coupa le
cordon d'un coup de ciseau. Aussitôt un petit
jet de sang s'échappa du fragment du cordon et
cessa en un clin d'œil. Ainsi, quelle que soit la
faiblesse de l'enfant, cette éjection ne s'étend
jamais au-delà du volume du sang qui n'a pas
encore dépassé les premiers organes de la transfusion.

Néanmoins, dans cette occasion, l'accoucheur
n'eut d'autre intention que de rétablir la circu-
lation qu'il jugeait avoir été troublée par le travail de l'accouchement; mais ce qui s'est passé
depuis, est de nature à en faire juger tout autrement.

Aussitôt après l'éjection, l'accoucheur assit
l'enfant dans le petit bain, où il le tint sept à
huit minutes; puis il le remit à la garde, sans
s'occuper de la ligature, qui eut été alors bien
superflue, dès que le bain avait purgé complètement de tout le sang utérin le fragment du
cordon.

L'enfant fut confié à une nourrice près de
Paris, laquelle le rapporta quinze mois après,
assurant n'avoir jamais soigné d'enfant qui lui
eût donné moins de peine, vu qu'il avait joui
constamment de la meilleure santé. Il n'y a donc

pas lieu de présumer qu'il pourrait avoir été atteint de la petite vérole chez la nourrice, auquel cas les traces de l'éruption auraient paru sur son visage; et comme il était né avec un signe remarquable, son identité ne saurait être suspectée.

Néanmoins, comme si tout eût dû concourir à constater le bienfait de la suppression de la ligature qui avait été pratiquée sur cet enfant, ses deux aînées, à son arrivée, étaient dans la crise de la petite vérole confluente au plus haut degré, dont elles sont décédées peu de jours après l'arrivée de leur sœur, très probablement par l'imprudence d'un médecin nommé Daverne, maintenant décédé, qui se permit d'éprouver sur elles un système de son invention, savoir, des frictions au visage avec la neige, et des purgatifs très actifs. Quoi qu'il en soit, l'enfant, à son arrivée, fut placé dans le même local que ses sœurs, où il est resté jusqu'à leur décès, sans avoir été atteint de la plus légère indisposition, quoique dans un âge aussi tendre; tandis que la seule présence du domestique de la maison chez quelques personnes du dehors, communiqua la petite vérole à deux enfans, tant ses vêtemens étaient infectés de miasmes contagieux.

Enfin, lorsque cette personne eut atteint sa trente-troisième année, la mère, étonnée que la

*

petite vérole ne se fût point encore manifestée chez sa fille, la fit consentir à se faire inoculer, parce qu'elle préférait cette méthode à celle de la vaccine (1) ; mais ce fut inutilement, l'opération fut absolument sans effet.

Assurément, cette série de faits, qui ne pouvaient être aussi exactement observés que sur une parente aussi proche, atteste complètement

---

(1) Au sujet de la vaccine, dont on est bien éloigné de vouloir discuter ici le système, vu qu'il n'appartient qu'au temps de prononcer pour ou contre ces sortes de découvertes, on croit devoir fixer l'attention publique sur le procédé de quelques vaccinateurs qui, sur le motif qu'ils ne peuvent se procurer assez de vaccin pour opérer tous les sujets qui leur sont présentés, se sont persuadés pouvoir y suppléer au moyen des écailles psoriques recueillies sur les sujets vaccinés, comme s'il pouvait y avoir identité entre ces écailles et le vaccin proprement dit; ensorte que, sans s'en douter, ils convertissent la vaccination en une fausse inoculation qui, bien loin d'éteindre le vice variolique, introduit dans le sujet ainsi opéré tous les vices de famille des individus sur lesquels ces matières absolument étrangères ont été successivement recueillies ; aussi est-il nombre d'enfans condamnés à un état de langueur par suite de cette vicieuse opération.

Il semble que le moyen de mettre fin à ces abus serait qu'il fût très expressément recommandé aux parens de s'opposer désormais à la levée de ces dangereuses matières sur les sujets vaccinés.

ce qu'on doit attendre de la suppression de la
ligature, et pour écarter tous les doutes qui
pourraient s'élever sur les faits qu'on vient de
rapporter, on offre de donner tous les rensei-
gnemens qu'on désirerait à ce sujet.

L'exemple suivant présente un résultat bien
opposé, en ce qu'il est une preuve frappante
du danger de laisser absorber à l'enfant le sang
du placenta avant la scission du cordon ; cet
exemple est un des plus notables sous ce rapport.

L'épouse de M. André, maître tailleur, était
accouchée tout naturellement depuis près de
deux heures, lorsque la sage-femme, enfin arrivée, s'empressa de séparer l'enfant du placenta sans ligature préalable, et sans doute par
distraction, pour s'être fait attendre si long-
temps ; néanmoins il ne s'échappa pas une goutte
de sang du fragment du cordon, ni du placenta, ce qui confirme encore cette vérité, qu'a-
près que le sang du placenta a dépassé les premiers organes de la transfusion, il ne peut plus
retourner en arrière. Quatre témoins de ce fait
en ont témoigné leur étonnement à la sage-
femme, qui, sans autre explication, répondit
que cela devait être ainsi, et se retira aussitôt.

Cependant, bien que l'enfant, aussi du sexe
féminin, parût bien constitué et bien portant,

la suite a bientôt prouvé le résultat du retard
apporté à la scission du cordon ; sa vie ne s'est
pas prolongée au-delà de quinze jours ; une extrême faiblesse et un dégoût absolu de tout
aliment ont été les présages de son prompt décès, après lequel tout son corps s'est couvert
d'une teinte très noire, qui prouve qu'il fut atteint d'une fièvre maligne et putride, qu'on a
nommée depuis peu *adynamique*, du mot
grec Δυναμις *dynamis* (force), qui, avec l'A
privatif, signifie défaillance, bien que la défaillance ne soit pas le seul signe de fièvre putride et maligne. Quoi qu'il en soit, ce
prompt décès n'a rien d'étonnant, puisque le
volume du sang contagieux absorbé par l'enfant
pendant le retard de la sage-femme, était dans
une proportion immense, comparativement au
volume qui en est communément retenu par la
ligature, et qui, s'il ne donne pas la mort
après un certain laps de temps, comme il arrive souvent sans qu'on en soupçonne la cause, se
manifeste enfin tôt ou tard sous la forme d'humeur variolique. On ne peut donc trop recommander aux témoins de l'accouchement, en pareil cas, de s'empresser d'effectuer la scission
du cordon sans ligature, et sans attendre l'accoucheur, dont l'office est devenu tout-à-fait
superflu sous ce rapport.

L'exemple de cet enfant est une preuve bien suffisante de l'urgente nécessité de la prompte scission du cordon aussitôt la naissance, puisqu'il est certain que l'enfant de la dame André était parfaitement bien constitué, et que toutes ses fonctions se faisaient dans un ordre très régulier, jusqu'au moment de la fermentation du sang méphytique qu'il avait complètement absorbé.

Bien qu'on ait déjà suffisamment fait connaître que le mode du préservatif en question consiste uniquement dans la prompte scission du cordon sans ligature, on croit devoir recommander celui qu'on a vu pratiquer sur la demoiselle Boutibonne, et qui a été couronné d'un plein succès sous tous les rapports. En conséquence, aussitôt la sortie spontanée ou l'extraction de l'enfant, on devra de même le prendre sous les aisselles, la tête haute ; et de l'autre main couper le cordon à deux pouces du nombril ou environ, cette position étant la plus propre à provoquer l'éjection complète du sang du placenta. On l'assoiera ensuite dans un petit bain tiède d'égales parties d'eau et de vin, où on le tiendra huit ou dix minutes : ce bain étant fortifiant ne peut produire qu'un très bon effet. A défaut de ce bain, on lavera le fragment du cordon avec un peu d'eau et de vin d'une chaleur modérée, pour qu'il ne reste rien du sang uté-

rin dans cette partie du cordon , qu'on sera pour
lors bien convaincu n'avoir nullement besoin de
ligature. On s'assurera de même que l'éjection
ne peut s'étendre au-delà d'un volume du poids
de deux à trois onces, si l'on fait approcher un
vase du ventre de l'enfant avant la scission.

Si l'on a bien observé ce qui précède, on
pourra, au sevrage de l'enfant , le placer au mi-
lieu de plusieurs autres qui s aient dans le plus
fort degré de la petite vérole, sans crainte qu'il
puisse être frappé de la contagion.

Après avoir établi, sur des principes incon-
testables, appuyés de l'expérience, la preuve du
danger de la funeste routine de la ligature, on
s'attend bien à toutes les tentatives de l'amour-
propre, qui se croira sans doute grandement hu-
milié d'être pris en défaut, pour avoir méconn-
nu si long-temps une vérité aussi simple que
celle du changement subit du mode d'existence
du nouveau-né, qui, comme on l'a prouvé au
début de ce Traité, est incompatible avec tout
ce qui a concouru jusque-là à son accroissement dans le sein de la mère.

Quoi qu'il en soit, on est bien assuré que
rien ne pourra s'opposer à ce que les nourrisseurs , à l'exemple du sieur Leblond , s'empres-
sent d'exercer le préservatif qui leur est indiqué ; et très certainement ceux qui l'auront
pratiqué les premiers, auront tout lieu de s'en fé-

liciter , en raison de la vigueur et de la beauté
qui feront distinguer leurs élèves , et aussi de
la qualité supérieure des chairs de ceux qui seront livrés au boucher, parce qu'elles ne seront
plus entachées du germe de la maladie commune
à leur espèce.

Et enfin dès que la notoriété publique, comme on l'a déjà annoncé , proclamera que toutes
les maladies contagieuses sont disparues des
étables et des écuries, on n'hésitera plus , à la
naissance des enfans , de s'abstenir de la routine
de la ligature, comme d'un très dangereux obstacle à la prospérité sanitaire de l'humanité.

Provisoirement les nourrisseurs sont invités
à faire, avec un petit emporte-pièce en forme de
pince, au développement de l'une des oreilles
de leurs élèves soignés ainsi qu'il est indiqué
ici, une marque aussi petite qu'ils le jugeront
convenable, afin qu'on puisse en tout temps en
faire la comparaison avec ceux qui n'auraient
pas été soignés de même.

Nota. Pour éviter toutes contrefaçons, dans
lesquelles il pourrait se glisser des erreurs , tous
les exemplaires du présent écrit seront revêtus
de la signature de l'auteur.

Imprimerie Mᵐᵉ Bᵉ BOUCHER, rue des Bons-Enfans, nᵒ. 34.

www.ingramcontent.com/pod-product-compliance
Lightning Source LLC
Chambersburg PA
CBHW060536200326

41520CB00017B/5262